なぜここまで拡がったのか

奥泉尚洋
久野華代

岩波ブックレット No. 936

第1章　B型肝炎訴訟とは何か

久野華代

ウイルスに奪われた仕事、財産、家族、命

「今まで築いたものがすべて奪われた。B型肝炎とはそういうものです」

二〇一一年六月二八日。長い闘いの末に、国と原告が和解基本合意を締結した。全国B型肝炎訴訟原告団共同代表で北海道原告団代表の高橋朋己さんは、首相官邸で菅直人首相（当時）にそう語りかけた。

約三年後の二〇一四年三月六日、高橋さんは肝不全のため六一歳で死去した。葬儀には八〇代の両親の姿があった。「B型肝炎ウイルスに感染していなければもっと長生きできたはずだ」。原告団の仲間が悔やんだ。和解基本合意が結ばれた後も、肝炎患者の療養支援や医療費助成の制度確立の訴えに奔走した。「自分と同じ苦しみを味わってほしくない」。国内で三〇〇万人以上といわれるウイルス性肝炎患者への思いに、死の間際までつき動かされていた。

高橋さんを苦しめたB型肝炎とは、どんな病気なのか。

免疫機能が未熟な乳幼児期にB型肝炎ウイルスを体内に取り込むと、免疫がウイルスを「異

物」と認識せず、持続的にウイルスを保有する「キャリア」となる。キャリアのまま慢性肝炎を発症しない人もいるが、発症すれば肝硬変や肝がんに進行する。

　高橋さんがB型肝炎との診断を受けたのは三六歳の頃だった。札幌市内のデパートの紳士服売り場で働き、家族を支えていた。医師には「完治させる薬はない。発症したら肝がんになり、死亡する」と告げられた。身内にB型肝炎の感染者がおらず、輸血の経験もない。医師は「じゃあ予防接種だ」と言った。集団予防接種の注射針や筒の連続使用で広がることは、当時から医師の間では知られていた。

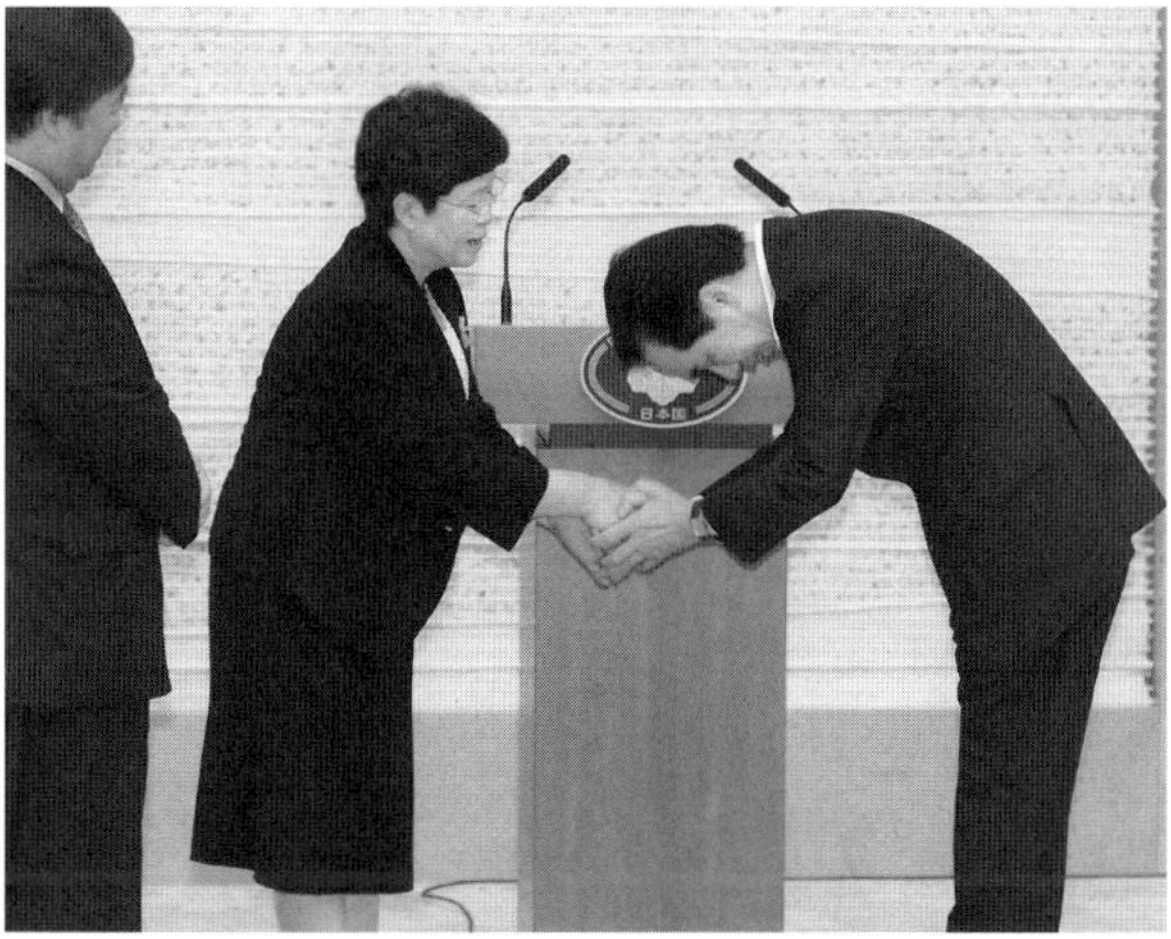

全国B型肝炎訴訟の原告に頭を下げ謝罪する菅首相
(2011年6月28日／毎日新聞社)

　二〇〇〇年に肝硬変にともなう食道静脈瘤（りゅう）を発症し、まもなく肝がんに進行。入退院を繰り返して職を失い、両親の年金で生活しながら治療を続けていた。そんな高橋さんが一筋の光を見たのが、集団予防接種で感染を広げた国の責任を問うB型肝炎訴訟だった。

　一九八九年六月、B型肝炎のキャリアと慢性肝炎患者五人が、国を相手取って損害賠償を求める訴訟を札幌地裁に起こしていた。

注射器の連続使用でウイルスが広がる危険性を認識していたにもかかわらず、国は一九八八年まで使用禁止の具体的な措置を取らなかったと原告は主張。一審は原告側が敗訴したが、二審の札幌高裁で「予防接種以外の感染原因は見当たらない」として、国の責任が認められた。二〇〇六年六月、最高裁は、二審で請求が認められなかった二人についても訴えを認め、原告側の全面勝訴が確定した。

そして、集団予防接種とB型肝炎ウイルス感染の因果関係を最高裁が認めたことで、国は原告五人にとどまらず全国のB型肝炎被害者への救済策を迫られた。

しかし、国は原告五人以外への対策を取らなかったため、二〇〇八年三月、札幌を皮切りに、他の感染被害者が国を相手取って全国の地裁に集団訴訟を起こした。高橋さんは札幌地裁に提訴した原告団の第一陣に加わり、第一回口頭弁論の日に実名を公表した。

原告は全国で徐々に増え、全国一〇地裁で原告数が計四〇〇人に迫った二〇一〇年三月、札幌地裁が和解を勧告した。

原告と国が和解協議入りを確認した五月一四日。私は、制度が始まったばかりの裁判員裁判などを掛け持ちしながら、B型肝炎訴訟の取材にあたっていた。「さっぽろ雪まつり」の会場として知られる大通公園に面した札幌地裁には全国から原告が集まった。大勢の記者やカメラマンに囲まれた高橋さんの右手首には、入院患者であることを示す名札が巻かれていた。入院先から駆けつけた高橋さんだったが、紳士服メーカーの元営業マンらしく、スーツにポケットチーフが折りたたまれていた。

この日、国側から和解案の提示はなく、具体的な交渉は始まらなかった。記者会見に応じた原告の落胆は大きく、「解決の先延ばしだ」との怒りが渦巻いていた。高橋さんの鬼気迫る表情からも同じ思いを感じたが、それでも原告にこう呼びかけていた。

「もう少し辛抱しましょう。私たちが国を動かさない限り、たくさんの患者が苦しみ続ける」

自分自身や他の患者のために命を削る高橋さんの姿に覚悟を感じた私は、国の不作為が広げた被害の実態を追いかけようと決めた。

命を削る闘い

国の責任は二〇〇六年の最高裁判決ですでに確定した。和解協議で争点となったのは、被害者の救済範囲と和解金額だった。

和解協議ではまず、集団予防接種を受けたことと、母子感染ではないことを、どう証明するのかという点をめぐって対立した。原告側は「現実として全国民が幼少時に予防接種を受けており、証明は不要」としたが、国側は「原則、母子手帳の記載で確認する。母子手帳がない人は代替証拠を認める」とした。母子感染ではないことの証明として、母親が死亡して血液検査ができない場合は「年上の複数の」きょうだいの血液検査を求めた。他の感染原因を否定するために本人のカルテや父親の血液検査結果なども必要だと主張した。

原告には、集団予防接種者数が最も多かった一九四五〜五五年に乳幼児だった五〇〜六〇代が多い。市町村が管理する「予防接種台帳」の保存期間は五年だけ。原告の六割が母子手帳を持っておらず、二割は母親がすでに死亡していた。国の示した条件を受け入れれば、原告が目指す「全員救済」はかなわない。

「国は一方的な線引きをしている」。和解勧告後も双方の主張の隔たりが埋まらない状況に、原告のいらだちは募った。母子手帳はなく、母親もすでに死亡していた北海道原告団の六〇代男性は、「原告の苦しみはみんな同じなのに、なぜ線を引くのか」と肩を落とした。肝がんを発症し、自宅から四時間以上かけて札幌の病院に通院していた。「人生がかかっている。全員救済をあきらめるわけにはいかない」と自らを鼓舞していた。

二〇〇六年の最高裁判決は、B型肝炎には予防接種以外にもさまざまな感染ルートがあるという事情を認めながら、原告には予防接種以外に可能性の高い具体的な感染経路がないと認定したものだ。さらに、札幌地裁は和解勧告で「救済範囲を広くとらえる方向で判断する」との指針を示していた。和解協議での国の態度は、その勧告にも背くものだったと言わざるを得ない。全国

Ｂ型肝炎訴訟弁護団長の佐藤哲之弁護士は、「国側は一〇％の紛れ込みを防ぐために九〇％の被害者を切り捨てようとしている」と批判した。

子どもの頃、母の二の腕に直径一センチ程度の丸い形の傷あとを見つけて「これは何？」とたずねたことを覚えている。予防接種の跡だと教えてくれた。母も戦後のベビーブーム世代で、原告に多い年齢層と重なる。私自身にも小学校の入学前、予防接種へ連れて行ってくれた祖母に「泣かなかった。えらかった」とほめられた記憶がある。伝染病予防のために集団予防接種を推し進めた戦後の公衆衛生施策を考慮すれば、国側の立証要求は原告にとっては過度に高いものだと感じた。多くの人が健康を願って子どもに受けさせた集団予防接種で拡がったＢ型肝炎だからこそ、防止の手立てを迅速に講じなかった国の責任は重大だ。それをかみしめて国は和解協議にあたるべきだった。

国が救済に慎重だったのは、補償額が膨大になる懸念があったからだ。

国が推計した感染者数は最大一四〇万人。このうち国の提案した方法で集団予防接種による感染を証明できるのは四七万人と試算した。「税金を預かっているのだから、国民が納得できる合理的な証明が必要」というのが国の言い分だが、原告もまた税金を納める国民だ。その国民を健康被害にさらし、解決を引き延ばしてきた姿勢に問題があったのだ。より早期に解決の枠組みを示していれば、治療に専念でき、症状の進行を抑えられた被害者はたくさんいる。

原告側は、C型肝炎が対象の薬害肝炎被害者救済法に基づく給付額と同水準で、病状に応じて一二〇〇万～四〇〇〇万円の和解金額を主張した。「B型とC型で肝炎患者の命に差をつけることは許されない」との考えだった。一方、国側は症状ごとに五〇〇万～二五〇〇万円の和解金額を提示した。「薬害肝炎と比較して因果関係の根拠が乏しい」との理由だった。その上で和解にかかる費用が今後三〇年間で二兆円になると試算し、原告側の提案だと「八兆円に膨らむ」とけん制した。野田佳彦財務相（当時）からは、財源として増税論も飛び出した。ＨＩＶ訴訟を解決に導いたとして就任当初は原告からの期待も大きかった菅直人首相も、「国民の皆さんに負担をお願いすることも出てくる」と述べた。

原告はこれに深く傷ついた。

予防接種注射をめぐる感染拡大では、だれもが被害者になる可能性があった。その責任が国にあることを国民に説明もせず、和解基本合意締結の時期的目標さえ示していない段階で増税論を持ち出し、財源問題に焦点を当てた。「きちんと責任を認め、謝罪をしてほしい」という原告の当たり前の思いに寄せられていた国民の共感は、「八兆円」「増税」というキーワードにかき消されそうになった。

福岡原告団のある女性原告は、「私は国の注射でB型肝炎を埋め込まれた。私たちが国の厄介者で税金を食い物にしているように扱われ、悔しい」と心情を吐露した。

大通公園の青葉繁（しげ）る頃に始まった和解協議は、国と原告のずれが拡がったまま時間だけが過ぎ、札幌の早い冬の訪れが原告の身も心も縮ませていた。

一律の救済を求めて

もう一つの大きな論点は、ウイルスに感染しているが発症はしていない「無症候性キャリア」（キャリア）の被害についてだった。国側はキャリアについて、「予防接種後二〇年以上が経過しており、賠償請求ができる期間が過ぎている」として和解金を支払わず、検査費用の助成にとどめる方針を示していた。

国がそう主張したのは、不法行為で被害を受けてから二〇年が経過すると、損害賠償の請求権が自動的に消滅する民法の「除斥（じょせき）期間」という考え方があるからだ。キャリア原告のほとんどは予防接種から二〇年以上が経過していた。

『毎日新聞』が弁護団の協力を得て二〇一〇年九月に実施した原告へのアンケート調査では、医療機関にかかることが少ないため実態が見えにくいキャリアの被害が浮かんだ。キャリア原告の九割が定期的な血液検査に通い、医療費に負担を感じている人は六割にのぼった。生活面への影響も深刻で、「家族らに負い目を感じる」とした人は七割に達していた。体調管理に常に気を配るなど発症への不安を常に抱えた人が多く、「夢を断念した」「性格が内向的になった」という人も二割以上いた。

キャリアから慢性肝炎を発症する確率は一〇～一五％と言われる。国側は「健康な人と変わらない生活ができる」とも主張した。だが、取材したある原告女性は一〇代でキャリアであることを知らされて以来、人付き合いが苦手になり、好きな人ができても付き合いを深められなくなったと語っていた。発症していなくても感染させられた被害は原告の生活全般に及ぶ。

札幌地裁もこうした点を重視し、キャリアの被害回復を狭めようとする国に対して和解金を支払うよう促した。四月から和解協議で指揮を執る石橋俊一裁判長は、「キャリアに一時金を出さないという方針が、和解を進める上での最大の障害」と指摘した。

それでも国はキャリアの救済に自発的には動かなかった。

札幌地裁は二〇一一年一月一一日、キャリアへの和解金を五〇万円とすることを盛り込んだ「所見」(和解案)を原告と国に提示した。

和解金額は、死亡・肝がん・重度の肝硬変が三六〇〇万円、肝硬変が二五〇〇万円、慢性肝炎は一二五〇万円とされた。五〇万円というキャリアへの和解金額は、過去の定期検査などに要した費用として提案された。今後の検査費用や交通費の支給なども盛り込まれた。損害賠償請求権が消滅する除斥期間が経過したとして、「損害賠償」という名目は避けた。

予防接種を受けた証明については、母子手帳がない場合も本人や親族らの陳述書で可能とした。

母子感染でないことを示すために、母親が死亡している場合は年上のきょうだいの血液検査結果で認めるとした。

「各種論点で国の意向が反映された」として国は所見の受け入れ方針をすぐに示した。

一方、原告の思いは複雑だった。「全員救済」の譲れない一線を守り、キャリアも救済対象に含める内容には評価の声が上がった。だが、特にキャリアについて、原告が求める和解金の水準とは開きも大きかった。「もっとなんとかならないのか、という思いが強い」。和解案が示された後の記者会見で全国Ｂ型肝炎訴訟原告団代表の谷口三枝子さんは、自らの責任と言わんばかりにうつむき、黙り込んでしまった。

二〇〇八年三月の訴訟開始からこれまでに、原告一二人が亡くなった。肝硬変や肝がんなど重い症状を抱える被害者は、当時の原告の二割にのぼった。重い病を押して早期解決を求める被害者がいる以上、受け入れ拒否はできなかった。

こうなったら一日も早く首相から謝罪の言葉を聞きたい――。原告の最後の願いがかなう日は、もうそこまで来ていたはずだった。

謝罪へ

和解案受け入れが決まり、原告と首相の面会まで一気に進むかと思われた協議が、途端に足踏みした。慢性肝炎を発症してから提訴まで二〇年以上経過した原告の救済策が新たな障壁として浮上したのだ。国側は、キャリア救済でも問題となった除斥期間を適用して損害賠償請求権がないと主張し、キャリアと同じ和解金の水準（五〇万円）にとどめる方針を示した。

「長く苦しんだ被害者のほうが切り捨てられるのはおかしい」

ある六〇代の男性原告は、三〇代半ばで慢性肝炎にかかっていることが分かり、重症化を避けるためにあらゆる治療に励んだ。「肝がんや肝硬変に進行してから提訴すれば和解金を支払う」という国の主張には納得できなかった。「そもそも、二〇〇六年に最高裁判決が出るまでに提訴から一七年も争いがあった。ここへ来て発症からの期間を問題にする国はずるい」と憤った。

七〇〇人以上の原告のうち該当者は十数人。原告側は国の立法措置による問題解決を提案した。「同じ病気である以上、同額の和解金は当然」との主張だった。

薬害C型肝炎訴訟では、除斥期間を問題にしない被害者救済法が成立した。筑豊じん肺訴訟では最高裁が二〇〇四年、除斥の起算点を柔軟に解釈して救済範囲を拡大した。生命や身体にかかわる訴訟では除斥期間を延長すべきだとの議論もある。こうした状況から原告は、菅直人首相に「政治決断」を求める声を上げた。原告は重い体を奮い立たせながら、街頭に立って道行く人々に訴え、国会議員への要請行動も続けた。

だが膠着（こうちゃく）状態は続いた。双方が和解案受け入れを表明してから約三カ月。札幌地裁は二〇一一年四月一九日、追加の和解案を提示した。新たに提示された内容は、発症二〇年以上の慢性肝炎患者へは一五〇〇万円、治療を継続中の患者には三〇〇万円とする内容だった。発症二〇年未満の慢性肝炎患者に対する一二五〇万円と比べて低く抑えられたが、同時に、感染二〇年未満のキャリアへの和解金は六〇〇万円とすることも盛り込まれた。こちらは、二〇年以上のキャリアに対する五〇万円から大幅に増額された。

この間に東日本大震災が起きた。全国原告団代表の谷口三枝子さんは追加和解案が提示された後の記者会見でこう絞り出した。

「震災で大打撃を受けている中、国を相手に闘うのは言葉にできないほどつらい。でも、今も肝硬変や肝がんで苦しんでいる原告がいる」

震災で身内や仲間、故郷を失った人たちの悲しみに、谷口さんは自身の経験を重ねて強い思いを抱いていたはずだ。谷口さんは、小学生の二人の子どもを育てていた三九歳でウイルス感染を知った。子どもたちが学校へ行った後は息苦しさとだるさで泣きながら横になって過ごし、床をはって家事をすることさえあった。

感染を相談した友人や親戚に「うつる」と嫌がられ、病院でも差別的な扱いを受けた。看護師に「遊んでも感染する」と言われ、医師には注射をいやがられたことまであった。

長男と長女は谷口さんから母子感染した。「将来、私と同じ目にあうのだろうか」と思うと、自分の体の中に流れる血を憎んだ。だるさや病気の進行への不安から、子どもが寝た後、住んでいた団地の四階のベランダから身を乗り出したこともあった。その二人の子どもたちも若くして相次いで発症した。肝機能の悪化で入院した長男には、「お母さんのせいで、B型肝炎になった」と責められた。その声が今も耳に残っているという。

震災で立法による解決が見通せない状況に陥り、原告団は追加和解案の受け入れに踏み切った。谷口さんは「最後に首相が立ち上がってくれると思ったのに残念。だがこれ以上解決が伸びると、謝罪の言葉を聞かずに仲間の命が失われてしまう」とうめいた。

二〇一一年六月二八日、東京・霞が関の厚生労働省で行なわれた基本合意書への調印式。原告団から贈られた、活動のシンボルカラー・オレンジ色の万年筆で、谷口さんが署名した。提訴から三年余りで勝ち取った被害救済の枠組みだった。

やっと実現した首相官邸での面会。菅直人首相は謝罪し、「原告の皆さんは国の間違いを正したと思ってほしい」と述べた。

谷口さんは菅首相に訴えた。

「訴訟が終わってもウイルスは消えない。「私はB型肝炎患者だ」と堂々と言える社会を作ってほしい」

谷口さんの長男と長女はその後、子どもを授かった。ワクチン接種により長女の子どもへの感染は防げたという。今、谷口さんの希望は、集団予防接種によって拡がったB型肝炎ウイルスの問題が教科書に載ることだという。予防接種による感染被害者は四〇万人以上といわれる。過ちが二度と繰り返されないよう、その教科書で学ぶ子どもたちを見届けたいと思っている。

第2章　なぜ拡がったのか

奥泉尚洋

予防接種の実態

一九八九年六月、Ｂ型肝炎訴訟の先行訴訟が札幌地方裁判所で始まった。提訴の数年前、北海道の肝炎の患者団体とその協力関係にある医療従事者たちが、肝炎ウイルス蔓延の原因をさぐった。

当時、主な肝炎ウイルスとしてＡ型とＢ型が確認されていたが、Ｃ型肝炎は、まだ「非Ａ・非Ｂ」と呼ばれていてウイルスの正体は発見されていなかった（Ｃ型肝炎の発見は一九八九年）。Ａ型肝炎ウイルスは生牡蠣（なまがき）などで経口感染するが、慢性化はしない。他方、Ｂ型肝炎ウイルスは血液を介して感染し、その感染力はきわめて強いことが知られていた。乳幼児期（三、四歳。最高六歳まで）にウイルスに感染すると持続感染するが（キャリア化）、それ以上の年齢で感染すると一時的に肝炎を発症し、まれに劇症化する場合もあるが、基本的にウイルスは排除されて治癒する。

主な感染原因（感染経路）は、母子間感染である。Ｂ型肝炎キャリアの母親から出産時に子に感染するものである。国は一九八六年から、この母子感染を防ぐために、生まれた子にＢ型肝炎ウイルスワクチンと免疫グロブリンを投与する事業を行なっていた。これにより、新たなキャリアの発生はきわめて少なくなっていた。

しかし、疫学調査によれば、母子感染でキャリアになったと思われるのは全体の四分の一から三分の一程度に限られていることから、他の感染経路が存在することが推測された。母子感染を垂直感染、それ以外の感染を水平感染と呼んで区別しているが、有力な水平感染の経路が存在することになる。

B型肝炎ウイルスの感染力は強く、輸血によらなくてもわずかな血液で感染する。しかし、一般的には皮膚を刺し通して血液が体内に入り込まない限り、日常生活では感染しない。

感染経路の解明に取り組んだ医療従事者たちは、注射器具が連続で使用された集団予防接種が大きな感染原因になっているのではないかと直感した。

そして、その目で調査を進めると、すでに多くの肝炎の研究者がそのことを指摘していた。

B型肝炎は、ずさんな予防接種行政によって蔓延したのだ。このことを訴訟によって明らかにし、国を加害者と認定し、被害者である肝炎患者への救済対策を求めるべきだ――。こうして、B型肝炎訴訟は始められたのである。

裁判の争点は「因果関係」、つまり、原告がB型肝炎ウイルスに感染した原因が集団予防接種での注射針・筒の連続使用にあるといえるかどうかである。その因果関係が認められるためには、ばならない。

まず、原告らが受けた予防接種で注射針・筒が連続して使われていたということを証明しなけれ

国側は、予防接種の現場でどのような接種方法がとられていたのかについて、「調べていないないので分からない」と無責任な姿勢をとっていた。

一九九五年三月、接種の実態を明らかにするため、北海道内で予防接種に携わっていた女性保健師二人が証人として札幌地裁に出廷した。医療従事者のネットワークを通じて探し出し、ようやく証人になることの了解を得た二人だった。

一人は、一九五一年から一九七一年まで予防接種に携わっていた方で、北海道内のいくつかの市町村に勤務し、毎年一〇〇〇人以上の予防接種を行なっていた。結核予防のツベルクリン反応検査とBCG接種は全住民に、また、腸チフス、パラチフスも全住民が対象だった。種痘は乳児、小学校入学時、卒業前の三回、行なう。公会堂や学校に地域の住民を集めて接種していたという。その経験を通じて、一人ずつ注射器を替えたという経験は「一度もありません」と証言し、「注射針も、切れなくなれば替えましたけれども、やはり替えなかったです」と述べた。

たとえばツベルクリン反応検査では、一人に接種する注射液の量は〇・一ccで、一cc入りの注射器に一〇人分の液を入れて準備し、被接種者を並ばせ、アルコールを浸した脱脂綿（酒精綿）で腕を拭いてから一人に〇・一cc注射し、注射が終わると酒精綿で注射針を拭き、注射器は右手に

持ったまま、次の被接種者に連続して注射を行なっていった。一〇人分の液を入れるが、空気抜きや接種時のロスなどで、実際には八人から九人に連続接種していたという。その他の予防接種についても、注射液量や注射器の大きさ、あるいは皮下注射の場合は、針が血管に入っていないかを確認するために注射器の内筒を一度引く手順が入るなどの変化はあるが、それ以外はツベルクリン反応検査の手順とまったく同じであったという。

このような手順で接種を行なうと、たとえばツベルクリン反応検査で二〇〇人を接種するのにどれぐらいの時間がかかるのか。証言によれば、「子どもが素直にやらせる時と、暴れたりなんかする」時とで違いはあるが、だいたい二時間半から三時間かかったという。一時間に七〇人から八〇人という人数である。

もう一人の保健師は、一九六二年から道東の町で地域住民の予防接種に携わるようになり、その後、道央の町に移って学校での予防接種も行なっていた。予防接種の接種方法は右の証言と同様であったという。ただ、学校では対象者が多いので、ツベルクリン反応検査では二cc入りの注射器で一四〜一五人に連続して接種し、さらに、多くの場合、酒精綿で注射針を拭くこともしていなかったという。反対尋問で、国の代理人から「どうして拭かなかったのか」と聞かれた時には、「(拭くことは)当たり前のことですよね。でもやらなかった」「私だけではなくて、学童なんかを長く行列させて次々と決められた時間の中でツ反(ツベルクリン反応)をする場合、二人とか三人の保健婦が並んでやるわけですけれども、皆同じやり方をしているわけです」と述べている。

こうした方法でずっと接種が行なわれていたが、一九七八年頃、ＢＣＧ接種器具が「管針(かんしん)」に替わり、一人ごとに接種するようになったことをきっかけとして、その他の予防接種についても一人ごとに注射針を取り替えるべきだと自治体に自ら提案をして、一九八一年頃からは一人一針になった、と証言している。

この二人の保健師の証言で重要な点は、予防接種に携わった時期を通じて、厚生省(現厚生労働省)・自治体・保健所等のいかなる機関からも、予防接種の際に注射針・注射筒を一人ずつ取り替えるように指導されたことは一度もなかったと述べている点だ。

一九九七年には、国側の証人として札幌市の保健所で所長をしていた医師が証言を行なった。医師は、右の二人の保健師の話と若干ニュアンスが異なるが、札幌市保健所でのツベルクリン反応検査では一九七五年頃まで一本の注射器で針も取り替えずに五〜六人に接種し、それ以降は、筒は取り替えないが針は取り替えていたと述べ、その他の一般の予防接種でも一九七〇年頃までは針も筒も取り替えなかったが、それ以降は、針は取り替えていたと証言した。

こうした予防接種の実態は、自治体によって若干の差異はあっても、基本的に日本全国どこでも同じような状況であったと思われる。

第1章でも紹介したように、全国訴訟の原告団・弁護団と国との間で、二〇一一年六月に和解の基本合意を締結した。その基本合意に基づき、翌二〇一二年に「集団予防接種等によるB型肝炎感染拡大の検証及び再発防止に関する検討会」（以下「検証会議」）が設置された。そこで全国の自治体に対して集団予防接種の実施実態に関するアンケート調査を行なった。回答の多くは「記録がなく分からない」というものであったが、一定のサンプル数が集まった一九七七年以降においても、注射針の取り替えをせずにアルコール綿での払しょく（ふっ）による消毒と答えた自治体が一〇％前後あり、一九八八年においてもアルコール綿による消毒という自治体が、ごくわずかではあるが存在したのである。

日本の予防接種制度と被接種者数

予防接種の実態を見てきたが、日本ではどのくらいの予防接種が行なわれてきたのだろうか。予防接種は明治・大正期から行なわれており、戦前・戦中も戦争遂行のための「健兵健民」政策として実施されていた。

一九四五年、日本は敗戦を迎え、ＧＨＱによる占領統治のもとに置かれることとなった。その政策により、予防接種はさらに強力に、徹底して行なわれるようになった。

天川晃『ＧＨＱ日本占領史』の第二二巻「公衆衛生」によれば、敗戦から一九四七年までの間、当時の人口七千数百万人に対して、種痘の予防接種が延べで実に九四〇〇万人、その他、発疹チフス一九三〇万人、腸チフス五〇〇〇万人、コレラ三六一四万人に予防接種が実施されたという。

この予防接種の実施により、伝染病患者の発生数、死亡数は激減した。そのことから、一九四八年六月に予防接種法が制定された。種痘、腸チフス、パラチフス、ジフテリア、百日ぜき、結核が定期の予防接種として、発疹チフス、コレラ、ペスト、猩紅熱、インフルエンザ、ワイル病が臨時の予防接種とされた。

この予防接種法により、全国民に予防接種が行なわれるようになった。一九五一年には結核予防法が制定され、結核の予防接種は同法に移された。その後、予防接種法は何度か改正されたが、一九七六年の改正で予防接種による健康被害に対する救済制度が導入され、緊急の場合の臨時接種を除いて、予防接種を受けないことに対する罰則は廃止された。そして、一九九四年の改正で、予防接種は義務接種から勧奨接種に変更された。

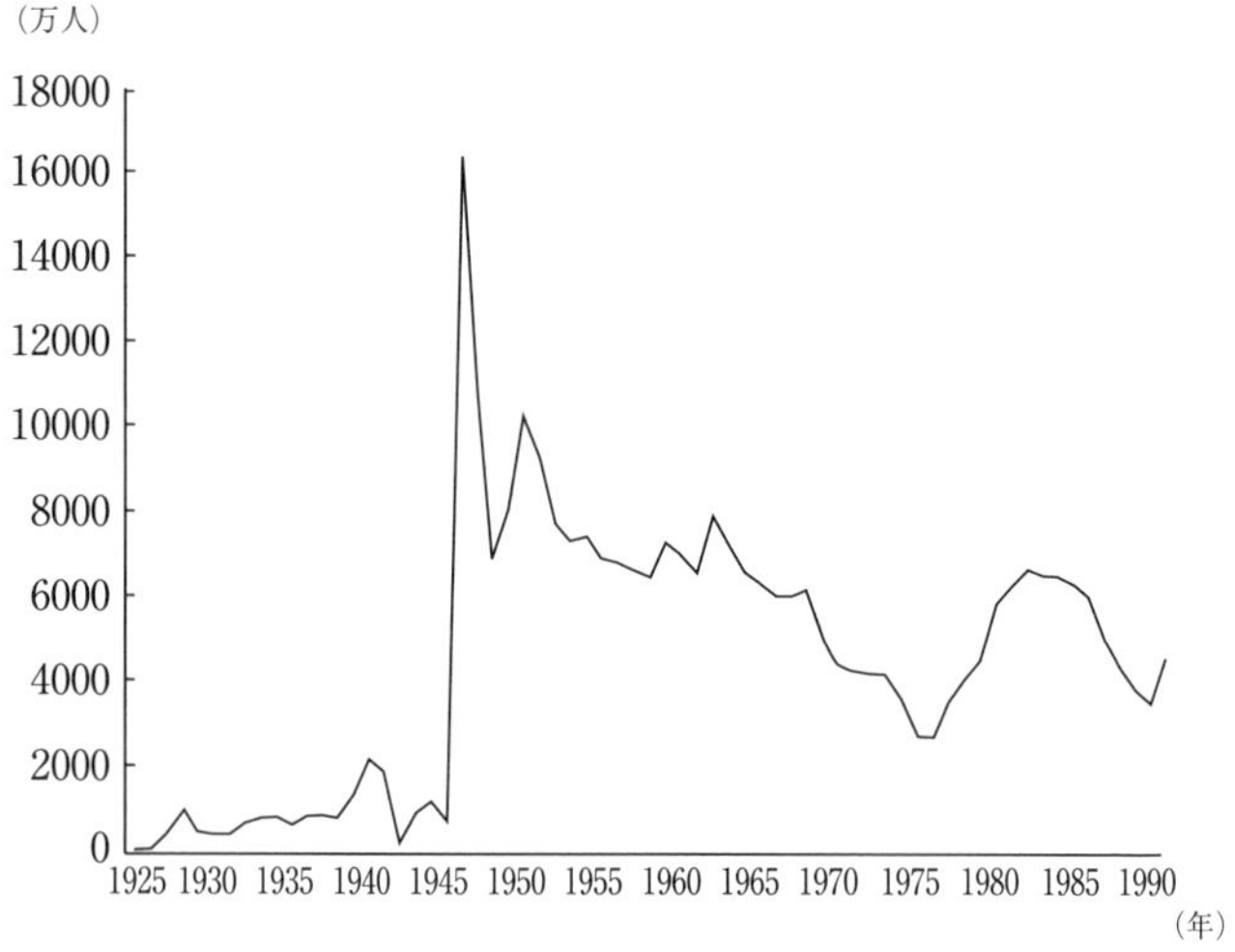

図　予防接種の被接種者数の推移

この予防接種制度での被接種者数について、先行訴訟で収集可能なすべての資料をもとに私たち原告・弁護団が集計したものが右の図である。

敗戦直後のＧＨＱによる接種数が突出しているが、一九四八年の予防接種法成立後、毎年七〇〇〇万〜六〇〇〇万人に接種され、その後、漸減していったが、一九七六年の予防接種法改正の後、一九八〇年代前半まで再び数が増える傾向が見られる。いずれにしても、大人も子どもも、みな接種されていたことが分かる（集計資料は、古くは「衛生局年報」、その後「衛生年報」、一九五九年からは「保健所運営報告」という、いずれも厚生省作成の報告書に加え、ＢＣＧ接種については「結核予防提要」、戦後の占領期については前述の『ＧＨＱ日本占領史』を参照した）。

予防接種の接種方法のきまり

予防接種の実態として、注射筒の取り替えはもちろん、注射針の取り替えさえなされずに、長期にわたって予防接種が実施されていた。

法律や規則では、そのような接種方法は許されていたのだろうか。

一九四八年に制定された予防接種法の施行にともない、「予防接種施行心得」が定められた。そこでは、種痘について「種痘針の消毒は必ず受痘者一人ごとにこれを行わなければならない」とされていた。腸チフス、パラチフスなどについても、「注射器および注射針は使用前煮沸によって消毒することとし、やむを得ない場合でも、先ず五％石炭酸水で消毒し次いで〇・五％石炭酸水または滅菌水を通して洗ったものを使用しなければならない。注射針の消毒は必ず被接種者一人ごとにこれを行わなければならない」と定められていた。

注射針を接種ワクチンの入った注射筒につけたまま消毒液で消毒することはできないので、注射針を一人ごと消毒するということは、一人ごと注射針を取り外して消毒するということである。

これに対して、ツベルクリン反応検査や結核予防接種（ＢＣＧ）については、一九四九年の告示「ツベルクリン反応検査心得及び結核予防接種施行心得」で、「注射針は注射を受ける者一人ごとに固く絞ったアルコール綿でよく払しょくし一本の注射器のツベルクリンが使用しつくされるまでこの操作を繰り返して使用してよいが、この注射器具を消毒しないで新しいツベルクリンを吸引して注射を連続してはならない」として、同一注射針・筒の連続使用を容認した。

しかし、この心得は翌一九五〇年の厚生省告示でただちに改正された。その告示を引用すると、「注射針は、注射を受ける者一人ごとに、乾熱または温熱により消毒した針と取り替えなければならない」。つまり、一人ごとの針の取り替えが明記されたのである。

そして、一九五八年には予防接種実施規則が制定されて、種痘や腸チフス、パラチフス、ジフテリアなどの予防接種について、「注射針、接種針及び乱刺針は、被接種者ごとに取り替えなければならない」とされた。

このように注射針の取り替えは規定されていた。しかし、現実には、針の一人ごとの消毒、取り替えはなされないままだったのである。

また、注射針については右のようにきまりとしては取り替えが定められていたが、注射筒については、長い間、連続使用が許されていた。

このきまりが変えられたのは、一九八八年一月である。前年の一九八七年に出されたWHO（世界保健機関）の開発途上国向けの勧告を受け、厚生省は予防接種について注射筒の取り替えを指示し、ツベルクリン反応検査の注射においては注射針と注射筒を取り替えることが望ましいとの通知を出したのである。関連の部分を引用する。

予防接種法に基づく予防接種の実施に当たり、接種器具の取り扱いについては予防接種法及びこれに基づく政省令……により実施することとされているところであるが、昨年一一月一三日、WHOより肝炎ウイルス等の感染を防止する観点から予防接種の実施に当たっては、注射針のみならず注射筒も取り替えるべきであるとの意見が出されたので、今後の予防接種の実施に当たっては、注射筒も被接種者ごとに取り替えるよう貴管下市町村を指導されたい。……また、結核予防法に基づくツベルクリン反応検査のための一般診断用精製ツベルクリン溶液の注射についても、被検査者ごとに注射針及び注射筒を取り替えることが望ましいと思われるので、関係者に対し指導されたい。

だが、これは本来であれば一九五〇年当時に出されなければならなかった通知なのである。この厚生省の通知が依拠しているWHOの勧告文書は、「危険な慣行が、特に開発途上国において一般に行われている」として、「それは、注射器の針を換えても注射器そのものは何度か続けて使用していることである。この報告は、針を換えるだけでは注射による感染のリスクを回避できないということを示す事実をまとめたものである。WHOの予防接種拡大計画は、一回ごとに注射器とその針を換えるように勧告する」とした。

WHOは、この勧告を一九四〇年代以降の肝炎に関する研究成果を引用してとりまとめているが、注射筒の連続使用をした場合になぜ感染の危険があるかということについては、一九五〇年の英国の研究報告を引用している。四〇年近く前に明らかになっていた医学知見にもとづいて出された勧告だということがわかる。

ここでもう一点指摘したいのは、厚生省通知のツベルクリン反応検査に関する部分の記述の不可思議さである。「ツベルクリン反応検査……の注射についても、被検査者ごとに注射針及び注射筒を取り替えることが望ましい」というのであるが、注射針は、もともと一九五〇年の厚生省告示で一人ごと取り替えなければならないことになっていたはずである。それなのに、一九八八年になって「注射針及び注射筒を取り替えることが望ましい」とはどういうことか。

実は、このツベルクリン反応検査についての一九五〇年の厚生省告示は、当時の官報に掲載されたのだが、その後、この告示の周知や告示にしたがった指導はまったくなされていなかったのである。

「結核予防提要」という結核予防実務の重要な手引書があるが、先行訴訟の裁判で原告・弁護団が確認したところ、その一九六八年版にも一九七一年版にも、この告示は掲載されていなかった。その代わりに、注射針はアルコール綿で拭うことでよいとする一九四九年の「接種心得」が記載されていたのである。つまり、厚生省は自ら発出した告示を無視して、ツベルクリン反応検査においては注射針の使いまわしを指示しつづけ、一九八七年の開発途上国向けのＷＨＯ勧告でようやく針と筒の取り替えを通知したというのが実情だった。

肝炎に関する医学知見

欧米では、すでに一九四八年当時、血清肝炎の感染を防ぐためには、注射の針だけではなく、筒の交換まで必要であるとの医学的考えが確立していた。それなのに、日本では注射針の取り替えだけしか規定されず、しかもその規定も守られずに連続接種がなされていた。なぜ、このようなことが行なわれていたのか。日本では肝炎の研究は遅れていたのだろうか。

そんなことはない。一九四一年に弘好文・田坂重元は、「流行性黄疸ノ人体実験」という論文で、「流行性黄疸（肝炎）の原因は一種のろ過病原体（ウイルス）ではないか」と論じ、一九四二年発行の医学雑誌『医学の進歩』で北岡正見は、流行性肝炎に関する当時の国内外の研究成果を詳細に記述して、流行性肝炎は一種の独立した伝染病であり、その病原体は、ろ過性病毒すなわちウイルスであると推定している。

一九四八年六月一日発行の医学雑誌『診断と治療』で、名古屋大学の坂本陽教授は、肝炎の原因としてろ過性病原体（ウイルス）が最有力であるとして、「この肝炎は梅毒、糖尿病、その他の治療に際して見られ、諸家の観察によれば、流行性肝炎の患者の採血に用いた注射器及び針が危険である。病毒は単なる滅菌法では死なない。英国医学研究会の報告によれば乾燥滅菌又は高圧滅菌によるのが最良で、煮沸のみでは死滅しない」との報告をしている。この報告には同時期の諸外国の研究報告書が多く引用されている。

さらに一九五一年、和歌山大学の楠井賢造教授は、「流行性黄疸は一種のビールス（ウイルス）感染によって原発性に肝臓実質が障碍せられる一つの独立した伝染病であるとの結論に達した」とし、血清肝炎について、「輸血、乾燥貯蔵血漿の注射、各種の人血清による予防注射又は注射筒や注射針の不十分な消毒が原因となって黄疸がおこることも屢々経験せられるようになった」「罹患していても気づかずにいるものが多い、感染力をもったビールスの保続期間もまだよく分かっていない。したがって、肝炎の流行時には、その地方で、一見健康らしい人の血液を輸血したり、血液製品に供したりするのを避けるべきである」「患者の治療や採血に用いた注射器及び注射針の消毒を特に厳重に行わなければならない」としている。

このように、日本における肝炎研究が遅れていたことはなく、海外知見の報告もリアルタイムで行なわれていたのである。

このような状況からして、一九四八年の予防接種法を制定した際に、当時の厚生省は肝炎に対する先進的知見を当然理解し、認識していたはずである。そうであるからこそ、予防接種心得で、「注射針の一人ごとの消毒」を指示したのである。一九五五年六月発行の「防疫必携」には、「ここで問題になるのが一人ごとに行なう注射針の消毒であるが、血清肝炎、流行性肝炎等が、一人毎に針を消毒しない場合に、感染をおこす可能性も十分考えられるので、一人毎の針の消毒は、熟練した接種者の円滑な共同作業によって、これを実施すべきである」との記載がある。

この文脈で言えば、ツベルクリン反応検査と結核予防接種の接種方法について、一九四九年の接種心得で「注射針は注射を受ける者一人ごとに固く絞ったアルコール綿でよく払しょくし一本の注射器のツベルクリンが使用しつくされるまでこの操作を繰り返して使用してよい」としていたものを、翌五〇年の厚生省告示で、「注射針は、注射を受ける者一人ごとに、乾熱または温熱により消毒した針と取り替えなければならない」と変更したのは、まさに、この時期の国内における肝炎研究の成果が反映され、肝炎感染の危険性から、針の取り替えを指示したのであろう。そして、この認識が一九五八年の予防接種実施規則の「注射針、接種針及び乱刺針は、被接種者ごとに取り替えなければならない」との規定につながっていったのである。

しかし、現実には、注射針の一人ごとの取り替えはなされなかった。一人ごとの取り替えを現場へ指導することもなされなかった。ツベルクリン反応検査および結核予防接種においては、前述のとおり針の取り替えの告示自体がなかったことにされていたのである。

肝炎感染事例

このような予防接種の実態がある中で、日本で肝炎の感染の報告はなかったのであろうか。乳幼児がB型肝炎ウイルスに感染しても、免疫反応が起こらずにウイルスがすみ着いてしまい、その時点では肝炎は発症しないことが多い。肝炎とは、ウイルスを「異物」と判断した免疫機能が、ウイルスが侵入した肝臓の細胞ごと攻撃・破壊する現象である。だから、乳幼児の感染事例が報告されることはまれなのだが、他方、学校や職場での集団感染事例は報告されている。

一九七〇年、三重県の小中学校で肝炎の集団発生があった。「最初は同一家族内に経口感染により発症した流行性肝炎と考えたが、小学生に多発し、続いて中学生に爆発的に流行するに及んで原因不明の肝炎様疾患の流行と断じ、ウィールス性肝炎、リケッチア症による肝障害、重金属、農薬等による中毒性肝障害等を考えるにいたった。……肝炎と診断した九四名はその臨床経過、血清肝機能検査等により典型的なウィールス性肝炎と思われたが、ウィールス性肝炎をウィールス学的に確診する方法はない」などと報告されている。しかし、一九七四年にこの学校で追跡調査が行なわれ、B型肝炎ウイルスへの感染を示すオーストラリア抗原（B型肝炎HBs抗原）、同抗体の陽性者が高率であったことが分かった。ただ、感染経路までは特定されなかった。

一九八〇年、岐阜県のある高校で、二年生の一クラスの生徒三名がほぼ同時期にB型肝炎で入院した。三名の経過は良好で、急性肝炎と診断された。感染の原因を調査した結果、数カ月前に実施された貧血検査で耳たぶから採血した時に、同一の注射針を用いたことが原因であろうと判断された。席次の順に採血したのであるが、席次の若い番号の生徒がB型肝炎のキャリアであり、発症した三人はその後の席次番号であった。

さらに、同年、北九州市内のスーパーマーケットの従業員に急性B型肝炎が多発し、その感染原因を調査した結果、発症の三カ月前にインフルエンザの予防接種が行なわれており、その際に注射針を取り替えなかったことが原因であると報告された。

このように、集団予防接種での感染が明らかになった例は複数報告されている。しかし、なお、厚生省は予防接種での注射針・筒の連続使用を放置していたのである。

予防接種「実施計画」

「注射針の一人ごとの消毒」を定めた一九四八年の予防接種心得には、他方で、予防接種を行なう医師一人の一時間あたりに接種する人数の目安が定められていた。種痘は医師一人あたり一時間に八〇人程度、ジフテリア、腸チフス、パラチフスなどは一五〇人程度とされた。心得には、「実施者の一般的な注意」として、「常に丁寧な態度で実施に当たり、いやしくも被接種者の取り扱いが粗雑に流れないように注意しなければならない。急いで実施する場合でも医師一人について一時間に注射する人数はおよそ一五〇人とする」と記されている。

一九四九年制定のツベルクリン反応検査心得、結核予防接種心得では、被接種者数は医師一人あたり一時間に一〇〇人程度とされた。

さらに、注射針の一人ごとの取り替えが指示された一九五八年の予防接種実施規則制定の翌年に「予防接種実施要領」が制定され、「予防接種実施計画の作成」が定められた。そこでは、医師一人を含む一班が一時間に対象とする人員は、種痘では八〇人程度、種痘以外の予防接種では一〇〇人程度が目安とされている。

だが、そもそも、一時間に八〇人、一〇〇人、一五〇人に、針を取り替えながら接種ができるのか。

前述の保健師の証言を思い出してほしい。ツベルクリン反応検査で、針を取り替えないで次から次に接種しても、一時間に七〇人から八〇人だった。予防接種の実施計画自体が、針を取り替えないで実施しても達成困難な人数を予定していたといえる。心得にある「常に丁寧な態度で……取り扱いが粗雑に流れないように」することなど、絵空事のように思われる。

関連して、厚生省の認識として指摘しておきたいのが、一九六三年、厚生省防疫課長が『日本医事新報』に掲載した見解がある。そこでは「予防接種における消毒法」として、「注射針は被接種者ごとに取り替えることになっている。……御説のとおり注射筒も各人取り替えることが理想であるが、現在の如く予防接種を市町村の責任において多数に実施する場合、注射筒を各人ごとに替えることは煩に堪えないことはお分かりと思う」としている。

最高裁判決、全国訴訟基本合意

以上のような予防接種の実態や国の対応、医学的知見の存在などから、先行訴訟において、最高裁判所は、一九五一年から一九八三年までに生まれた五人の原告に対して、その感染原因は乳幼児期に受けた集団予防接種であると認定し、一九五一年当時から集団予防接種において注射針のみならず注射筒も一人ごと取り替えて接種すべき義務があったのに、それを怠った過失があるとして国の賠償責任を認めた。

そして、引き続き提訴した全国訴訟の基本合意においては、一九四八年から一九八八年までの間に行なわれた集団予防接種に感染の危険があるとして、満七歳になるまでの間に、その予防接種（ツベルクリン反応検査を含む）を受けたことがあり、母子感染や他の感染可能性が認められないB型肝炎の感染者に対して国は賠償（給付金の支払い）を行なうことにした。

基本合意の時点で、厚労省は、集団予防接種による感染被害者の数は、提訴可能な人が一〇〇パーセント提訴するとして最大四五・五万人と推計した。これまでの国家賠償請求訴訟で最大規模の被害者数である。

検証会議

このような未曽有の人数の感染被害者を発生させた原因はどこにあるのか。

基本合意後の「検証会議」では、予防接種や肝炎に関するさまざまな文献を調査し、全地方自治体へのアンケート調査のほか、国や自治体関係者へのヒアリング調査などが行なわれた。それにより、連続使用の実態や、医学知見の進展状況が改めて明らかにされ、感染事例の報告も、より詳細に調査された。前述の一九七〇年の感染事例や厚生省の見解などは、この検証会議の研究班報告で明らかにされたものである。

検証会議は二〇一三年六月、次のような最終報告を出した。

厚生労働行政は、国民の生命と健康を守ること、そしてそれを通して個人の尊厳と人権を守ることを使命として取り組むべきである。

しかし、こうした使命を果たす中にあって、厚生労働行政は、リスク（国民の生命と健康に深刻な影響を及ぼす事象）の認識、管理、対応の観点から振り返った場合、歴史的に、結果が重大であるが発生頻度が低いと考えられるリスクの把握と対応に不十分又は不適切なところがあったと考えられる。

特に、予防原則の徹底が不十分で、リスク認識が不足し、また、適期に更新されず、行政としての対応が適期になされなかった国の体制と体質が今回の大きな問題であったと考える。

……予防接種の手技・器具の取り扱い・これらによる感染防止策等に関する海外及び日本における先進知見の収集・分析・評価・伝達等が十分になされておらず、加えて、公衆衛生の推進の観点から予防接種の効率性を重視し、結果、リスク認識を適期に更新してリスクの管理・対応を適切に行うことができなかった。

再発防止については、国の姿勢として、「十分な情報・知見の収集・分析・評価とそれに基づく適切な対応をとることができる体制を常に備えていくべきである。省としてこれまでの組織・体制の問題点を洗い出し、十分な改善策を講じることが求められる」としている。

「B型肝炎問題」の底にあるもの

厚生労働省は、検証会議のこの提言を関係各部署に配布してその周知を図り、予防接種行政の改善も行なっているとしている。しかし、これで再び、B型肝炎感染拡大のような問題は生じないのか。この問題については、もっと底にあるものを考えなくてはならないと思う。

先行訴訟に証人として出廷した西三郎氏（愛知みずほ大学公衆衛生学教授・当時）は、なぜ一般医学常識からもかけ離れた、注射器の連続使用が長く行なわれてきたのかという原告代理人の質問に、次のように答えている。

一般的な医療行為と行政で行なっている医療行為に違いが出てきていることの理由の一つは、衛生行政の出発点として、社会防衛という形から出てきたと（いうことがある）。社会防衛というのは、ある面からすると軍隊と同じ力を持っている行政で、伝染病予防法の中には、命令なくして健康診断を行なうという規定もあります。……戦後、日本が新しく変わったときに、そういう戦前からの権力的な行政の機構的な（ありかたは）、本来変わるべきだったんですけれども、……GHQは日本の衛生行政の本質的なものの転換をせずに、戦後の混乱を乗り切るために、戦前の機構、その他を多くの場合温存して日本の窮状を救おうとした点で、日本の衛生行政の中に、体質として、そういう戦前からのものが存続していたんではないか。

西教授の証言の趣旨は、厚生省自身も『厚生省五〇年史』の中で記述している。そもそも、厚生省という役所は戦争遂行のための「健兵健民」政策を実施するために作られたといっても過言ではない。『厚生省五〇年史』では、次のように書かれている。

日本は昭和六年の満州事変、昭和一二年七月のいわゆる日華事変の勃発に伴い戦時体制がとられ、国民生活の全体が国防目的に沿っていくことが求められるようになった。衛生行政においても、結核死亡率・乳幼児死亡率及び国民の栄養状態の改善などの従来からの課題に加えて、人口を増加させ、国民の体力を積極的に向上させて国防の目的に資することが要求されるようになった。昭和一三年四月に制定された「国家総動員法」の下で国民生活も国民経済も全体が国防目的に沿って組織され、そのために兵力、労働力の供給を維持・確保することが不可欠となった。昭和一三年一月一一日……創設された厚生省においてもこれをもっとも効率的に行うことが、大きな課題となった。（同書三四四頁）

ＧＨＱの占領期については、「ＧＨＱの公衆衛生対策の基本的な目的が連合国軍兵士の健康の維持にあったため、当初GHQは、それと関係のない食品衛生、上水道には関心がなかったとも伝えられる」（同書五八八頁）と記述している。予防接種法についてみれば、GHQが徹底して行なった発疹チフスや腸チフス、パラチフスなどの予防接種によってその患者数が激減する効果が確認され、この経緯を踏まえて制定されたわけである。

同法の条文中には「伝染の虞がある疾病の発生及びまん延を予防するために、予防接種を行い、公衆衛生の向上及び増進に寄与すること」を目的とすることが明記されている。予防接種を行う本来の趣旨は、個人に伝染病の病原体に感染しないような免疫を持たせることであるが、この法律では、地域的な集団としての住民が免疫を保有することにより伝染病の爆発的流行を防止しようとするいわば社会防衛的理念が貫かれていた。（同書七〇〇頁）

厚労省自身が、厚生行政は、戦前は国防の目的のために遂行され、占領中はGHQ兵士の健康の維持に主な関心があり、その後スタートした予防接種制度は社会防衛の理念が貫かれていた、と総括しているのである。

B型肝炎の感染被害は、まさに、国民一人ひとりの生命や健康よりも、国家や社会の防衛を重視する考え方、行政理念によって生み出されたものと言えるであろう。

「B型肝炎問題」は今後再び発生しないか

このような「社会防衛」の姿勢は今は存在しないのだろうか。

もちろん、現在では予防接種で注射器の連続使用が行なわれているはずはない。しかし、本当に国民一人ひとりの生命・健康を守るために厚生行政が行なわれているのか、という点ではどうだろうか。

ひとつの事実を指摘したい。B型肝炎の感染が拡大した原因の秘匿と隠蔽の事実である。

先行訴訟の提起前、主な感染原因が集団予防接種での注射器具の連続使用にあることは、いわば医学の常識と言ってよかった。たとえば、肝炎研究の第一人者と言われ、先行訴訟の証人にもなった飯野四郎氏の『最新　B型肝炎』（中外医学社、一九八六年）には次の記載がある。

かつて日本で水平感染がキャリア化の成因として高頻度を示した原因としては、小児期の集団予防接種、即ち、予防接種や集団健診などが関与していたと考え得る場合と、小児疾患に対する治療としての注射行為などが推定される場合とがある。（同書七頁）

昭和三三年に予防接種法では一針一筒を推奨しているが、実際には昭和四五年頃まではアルコール消毒による同一針での多回接種が予防注射の場合、しばしば行われていたことから、前述したように水平感染が頻繁にみられ、乳幼児ではキャリア化の原因に、それ以後の年齢層においては一過性感染の原因となって、ＨＢｓ抗体、ＨＢｃ抗体陽性率を高めていたと推察される。（同書一九八頁）。

もう一例、矢野右人氏と清澤研道氏の『対話　ウイルス性肝炎』（最新医学社、一九九三年）を紹介する。

清澤　ひところ予防注射が原因ではないか、同じ針で何人も注射していたから、ということが言われたのですが。

矢野　ええ、そういうのが非常に大きな要因だろうと考えています。これは日本で一〇年ほど前によく論じられていたことですが。（同書三二頁）

集団予防接種がＢ型肝炎ウイルスの感染原因であることは、飯野氏や矢野氏の言うとおり、専門家の中で常識のように語られていたのである。

ところが、先行訴訟の裁判が進む中で、このことを口に出す専門家はいなくなった。飯野四郎氏本人も、先行訴訟で原告・被告双方申請の証人として出廷したが、そこでは、「いろいろのものを見てくると、どうも予防注射だけでは、予防注射よりもそのほかのものの比重のほうが多いんじゃないかというふうに、この何年かの間に私としては考えが傾いてきていると。……いろいろ考えてみた結果として、今はどっちかと言えばそうじゃないほうが多かった。それを考えたほうがいいんじゃないか」として、予防接種よりも一般医療機関での感染のほうが多かったと証言したのである。

二〇〇〇年、厚生省が肝炎について総合的な対策を検討するため、外部の専門家からなる「肝炎対策に関する有識者会議」を設置し、翌年に報告書をまとめた。この会議には、飯野四郎氏や矢野右人氏も構成員として参加している。報告書では肝炎ウイルスの感染経路についても触れられているが、その内容は次のとおりである。

四〇年ほど前までは、輸血を受けた人の半数以上が輸血後肝炎を発症したと言われる。当時、輸血後肝炎と呼ばれたものは、今から考えればそのほとんどがB型、C型肝炎（一九八八年以前は、非A非B肝炎といわれた）であったと思われる。……今なお、血液を介してB型、C型肝炎ウイルスに感染する危険性が高いと考えられるのは、薬物乱用者間の注射器の打ち回し、入れ墨、消毒などを十分に行っていない器具によるボディピアスを行った場合などである。……B型肝炎ウイルスの感染経路には、血液の他に母子感染や性行為がある。……B型肝炎ウイルスの感染源は、一般的にはキャリアの血液である。B型肝炎ウイルスのキャリアとなる原因の多くは前述の通り母子感染や乳幼児期までの感染による。B型肝炎ウイルス感染は、母子感染により世代を超えて受け継がれ、人類の長い歴史の中で継承され、現在の状況に至ったと考えられる。

これだけである。キャリアとなる原因について、母子感染しか書かれていない。予防接種のことも、飯野氏が裁判所で証言をした医療行為のことも、ひとことも触れられていないのである。この報告書がまとめられたのは、B型肝炎訴訟先行訴訟の一審判決が出た直後で、原告側が札幌高裁に控訴していた時期である。訴訟の結論に影響が出ることを恐れて感染原因の記載をあえて控えたとしか考えられない。国によるB型肝炎の感染原因の秘匿・隠蔽である。

本来、医学的知見に基づく専門家の研究や報告は、裁判があろうがなかろうが、また、国に責任があろうがなかろうが、純粋に学問的・科学的な判断で出されなければならないはずである。しかし現実にはそうなっていない。

研究費の出どころの多くは国であるし、国立系の大学や病院の運営や人事は国の意向に左右される。このため、厚生労働省の意向に沿わない発言や報告はさせない、あるいは自らしないというのが実態であろう。

このような実態をそのままにしていたのでは、「B型肝炎問題」が再び生ずることがないとは断言できないのではないか。

私は、「B型肝炎問題」とは、「集団予防接種でB型肝炎を感染拡大させた問題」であると同時に、再発防止の観点からは、より広く、「国の公衆衛生行政の誤りで数十万人という規模で感染症を拡大させた問題」と捉えるべきであり、そうでなければこの問題からの教訓を今後に生かせないと考える。

その観点から、「検証会議」において私たち原告団・弁護団は、再発防止のため第三者機関の設置を目指して検討すべきであると提案した。国民の生命と健康にかかわる事案について的確な被害回復と再発防止の対策がとられるためには、法的責任に関する議論よりも、まず被害への迅速な対応が求められる。したがって、予防接種行政にとどまらず、厚生行政に関する情報の収集・分析、リスクの管理・対応を担う組織として、政策推進部門とその過程で生じる生命健康被害等の問題の監視・是正部門と分離独立した組織の設置が求められると主張した。

検証会議ではこの提案に対して、新たな行政機関の設置は困難であるとか、厚生行政全体の議論は「検証会議」では当を得ていない、現実的ではないなどの意見があり、両論併記のうえ、「再発防止を全うするための組織のあり方の議論を続ける機会や場を設ける必要があると考える」という結論となった。

私は、新たな組織ができればそれでこの問題は解決するとは決して思わない。現在の行政には、感染原因の秘匿・隠蔽の問題に見られるように、専門性や学問性が歪められる現実がある。国民一人ひとりの生命、健康、人権を守るという方向から、ずれが生じているのではないか。そこを是正しなければならないのである。

国民の生命、健康を守るための組織は、少なくとも、専門知識や先進知見が公正・適正に収集・分析され、専門家も国民も誰からも干渉されずに自由に意見を述べることができ、透明性や公開性が十分に確保されたものでなければならない。

〈コラム〉

B型肝炎の感染原因をめぐる研究史

肝炎の歴史は古く、肝炎と思われる事例は早くも紀元前五世紀のバビロニアで見られ、「ギリシャのヒポクラテスは紀元前四世紀にその著書の中で〝流行性黄疸〟という言葉を使用している」(飯野四郎『最新 B型肝炎』、三頁)という。

B型肝炎ウイルスの解明は一九六五年にオーストラリア抗原が発見されたことをきっかけに進み、一九七〇年代にその全貌が明らかにされた。しかし、このウイルスの発見のはるか以前から、血液を介して感染する黄疸、すなわち血清肝炎の存在は知られていたのである。

医学文献で血清肝炎がはじめて報告されたのは、一八八五年、ドイツのベルリン医事週刊誌に掲載されたリールマンの論文であるとされる。ブレーメンにある造船・機械工場で、一八八三年一〇月から一八八四年四月までの間に従業員に黄疸が集団発生し、井戸水や食事などさまざまな原因の検討がなされた結果、従業員に対して行なわれた種痘接種が関係あるとされた。

その後、二〇世紀に入り、治療に関連して注射針や注射筒による肝炎の集団発生の報告が次々となされた。

一九四五年、英国保健省は『ランセット』(一八二三年創刊の英国の医学雑誌)に「黄疸の伝染による注射器の役割」という論文を掲載した。肝炎に関するそれまでのさまざまな症例の報告や研究を検討し、「麻疹や流行性耳朶腺炎の回復血清、ヒト血清を含む黄熱病ワクチン……の注射後に起こる肝炎は、血清中の発黄因子によることは今では認められている。この肝炎は血清肝炎と呼称されている」とし、その因子の運び屋として、注射器と針による感染という説が疫学的諸事実を一番よく説明できるとした。そして、注射器を替えることによる投薬後の実験などの経験を総合してみると、こうした治療に「続発する肝炎は注射器や針に付着してヒトからヒトへうつされた微量の血液による血清肝炎と考えられる。発黄因子は消毒に抵抗性を有し普通の方法では注射器内の微量の血液を除去できないことから、現在の注射の方法は見直されるべきである」と結論づけているのである。

一九四六年、英国の医学雑誌に「ペニシリン後黄疸」という論文を発表したヒューズは、陸軍病院において多発したペニシリン注射後黄疸の感染原因を究明し、注射の針を一人ごとに取り替えても、注射筒を連続使用した場合には肝炎が伝播することを指摘した。

ヒューズは、静脈注射のみならず筋肉注射の場合も、注射後少量の血液が注射針内に逆流するか、抜針の際に、少量の血液が針先に残存し、その血液が針内に拡散し、針を注射器から抜くときに針の内容物が注射筒に吸引され、注射筒が汚染されることを実験により明らかにした。

さらに一九四八年、アメリカの医学雑誌に「注射筒による肝炎の流行」という論文を発表したカプスらは、注射針を一人ごと取り替えても、同一の注射筒を用いる方法で破傷風の予防薬トキソイドの注射を受けた男性に多数の肝炎患者が発生したことを報告。予防接種において注射針を一人ごとに取り替えても、注射筒を連続使用する場合には肝炎が感染することを警告した。

同時にカプスらは、血清肝炎のキャリアの存在を実証的に明らかにした。米軍の一部隊の一一〇人がトキソイドの筋肉注射を受けた事例で、「トキソイドは一〇人分含んでいる一〇ccの注射器で投与され、針は患者ごとに替えられた」が、約一カ月後頃からその部隊の中に肝炎の発生が見られるようになった。一一〇人中五六人が検査を受けたが、「五六人中一一人が急性肝炎に罹患してい た。頻度は二〇％である。……もしより控え目な数字をとるならば五本の汚染された注射器、五人の感染源となった者がいたということになり、一〇人に五％のキャリアがいることになる。……免疫のため二五％～三〇％の人は感染物質を注射されても罹患しないだろう。そんなことから、キャリアは少なくとも五％、恐らくはそれ以上であると結論づけることができよう」としている。

このように、欧米諸国においては、一九四八年には血清肝炎が人の血液内に存在するウイルスにより感染する病気であり、黄疸を発症しないキャリアが存在すること、そして、注射の際に注射の針のみならず筒を連続使用した場合にもウイルスが感染する危険があることが明らかになっていた。

一九五三年、WHOの肝炎専門委員会はこれらの研究の結果をまとめて報告書を発した。委員会は、流行性肝炎と血清肝炎が不注意のために人から人へ容易に感染する現実に注目し、この病気が公衆衛生上重大な問題になっているとした。そして、「流行性肝炎をA型肝炎」「血清肝炎をB型肝炎」と呼ぶこととし、これらはいずれもウイルスにより発症するものであること、血清肝炎(B型肝炎)は、「輸血や感染した血液成分の注入によって伝染するのみでなく、連続使用の皮下注射または注射筒に残る血液の偶発的注入によっても起こることが明らかになった。……感染を引き起こすには、極めてわずかの量の血液で十分であり、また繰り返して言えば、このウイルスは熱や物理的・科学的要因にかなり抵抗力を持っているので、現在、注射筒・針その他の器具を滅菌するために通常用いられている多くの方法は効果がなく、病気の感染を防ぐことができない。短時間に何千人もの注射する一斉予防接種には特別の問題がある」と警告したのである。

(奥泉尚洋)

第3章 〈インタビュー〉B型肝炎という病気

泉 並木

本章では、肝臓病の専門医である武蔵野赤十字病院の泉並木医師に、B型肝炎という病気の特徴や、現在の治療方法、治療の際の注意点、今後の見通しなどについて語っていただいた。

（聞き手＝久野華代）

いずみ・なみき　武蔵野赤十字病院副院長。消化器科部長。著書に『専門医が答える肝臓病　何でもQ＆A』（協同出版）など。

■B型肝炎とは

――まず、B型肝炎とはどのような病気で、どのような特徴があるのでしょうか。

泉　B型肝炎ウイルスの感染のしかたには、二通りあります。

免疫が不十分な三歳頃までの乳幼児期に感染し、そのままウイルスを保持する状態になることを、持続感染と呼びます。こうして感染したお子さんは、キャリア（持続感染者）になってしまいます。日本のB型肝炎のキャリアの方は、母子感染が多かったのです。お母さんが何らかの経路で感染し、子どももキャリアになってしまうことで「垂直感染」と言われます。

もう一つは、免疫が充分にできあがった成人になってから感染する「一過性感染」です。成人では免疫ができていますので、ウイルスが体内に入ってきても排除できるのです。

感染した時期によって、B型肝炎が持続的に体の中にすみ着いてしまう場合と、免疫で排除して治る場合があるわけです。

■予防接種がなぜ感染源に？

――訴訟では予防接種による感染の責任が問われました。なぜ予防接種が原因になったのですか。

泉　三歳頃までに感染した場合に持続感染となりますが、従来、キャリアになる人は母子感染だと考えられてきました。お母さんの母体の中か産道を通る時、あるいは生まれた直後に肝炎ウイルスに感染することが多かったのです。そこを予防するために、一九八六年から母子感染予防対策が行なわれるようになりました。B型肝炎を防ぐために、産後間もない子どもにワクチンを打つようにしたのです。その結果、劇的にキャリアがいなくなりました。現在では、この対策がとられるようになってから生まれた二八歳以下の人には、ほとんどキャリアはいないという状態にまでなっています。母子感染対策は見事に成果をあげました。しかし、残念なことに、一九八六年以前に生まれた二九歳以上の方の中にはキャリアになっている方がたくさんいます。

問題は、家族の中にB型肝炎の人がいないにもかかわらず、何らかの経路で感染してキャリアの方が多くいるということです。こういう方の感染源は不明でした。三、四歳以上であれば感染してもウイルスを排除して治るのでキャリアにはならないはずですから、三歳未満で感染していると考えられるのです。しかし、家族にはB型肝炎の人がいないので、感染源は不明でした。こうした人たちの感染原因として調査と検討がなされた結果、それはB型肝炎ウイルスワクチン以外の予防接種ではないかと考えられるようになりました。さまざまな議論がなされ、また法廷でも原因をめぐって争われて、最終的に最高裁で予防接種の可能性があると認められ、国に賠償責任があるという判決が出されました。

個々の感染の原因の特定ということは、実際には非常に困難です。いつ、誰に、どういう針で予防接種を行なったのかという記録は残っていないため、予防接種した時に、前に注射した人がキャリアかどうか調べる手立ては全くありません。しかし、最高裁の判決が出ていますので、その結果を受け止めないといけないということです。

■キャリアになると?——まずは検査を

——キャリアになった人はどのような経過をたどるのでしょうか。

泉　B型肝炎ウイルスに感染した方のうち、病気の発症に至るのは全体の一割です。残りの九割の方は病気を発症せず、「無症候性キャリア」と呼ばれます。ウイルスに感染していても、一生健康で、肝臓も健康に保たれて過ごせる方が九割いるのです。一割の方が病気を発症して慢性肝炎になり、さらにその中の一部の方が肝硬変や肝臓がんに進行してしまいます。発症する場合とそうでない場合とで何が違うのかは、まだ判明していません。発症していない場合は、献血ができなかったり、人に感染させてしまったりするというリスクはありますが、それ以外には日常生活に何の支障もありません。

検査を受けないとキャリアだとわかりませんから、自分がキャリアだと知らずに一生を過ごす方もいます。高齢になってはじめてキャリアと診断される方もいます。

キャリアの方はただ発病していない状態だというだけで、ウイルスがいる限り発症する可能性は抱えています。キャリアの方はその点で要注意なので、年に一回は健診を受けることを勧めています。

■キャリアでも日常生活に支障はない

——キャリアの人はどのようにして病気と向きあえばいいのでしょうか。

泉　ウイルスの量を測る方法がありますので、年に一度の検診を続けることで、ウイルスの増減がわかります。ウイルスの量が非常に多くなってきている場合は発病する確率が高いと言えます。ウイルスの多い方はこまめに肝機能の検査を受けたほうが良いでしょう。それ以外の方は生活に何の支障もありません。B型肝炎ウイルスは、血液に直接触れることと性交渉以外では感染しません。一緒にプールに入ったり、お風呂に入ったり、同じお皿のものを食べたりしても絶対、感染することはありません。

――感染力の強さが強調された時代もあったようですね。

泉　実際にウイルスの多い方の感染力は強いのです。しかし、その場合でも血液と性交渉以外では感染しないのです。空気感染もしませんから、同じ部屋にいてもまったく問題ありません。しかし、怪我などをして出血するようなことがあれば、必ず本人に手当てをしていただいて、血のついたものはビニールの袋に入れて処分してもらうといった注意は必要です。それ以外は心配ありません。

また、キャリアの方がご結婚などをした場合は相手に感染させてしまうリスクがあるので、相手の方にワクチンを打ってB型肝炎に感染しないように予防することが必要です。

■進行を抑える有効な薬剤も

――肝機能を調べて発症していることが判明した場合、早期治療は効果があるのでしょうか。

泉　B型肝炎のウイルスを完全に抑えることのできる核酸アナログという飲み薬があり、これは一日に一度飲むだけでウイルスを抑えることができます。一九九〇年代からこれができ、Ｂ型肝炎の患者さんが肝硬変や肝がんになる率が減りました。副作用もなくウイルスだけを抑えることができるという飲み薬です。まずはこの服薬によってウイルスを抑え、さらに、インターフェロンによって体の免疫を活性化させて、わずかに潜んでいるウイルスを根こそぎ排除するという方法があります。

――Ｃ型肝炎は薬が良くなったと聞きました。Ｂ型肝炎も同じですか。

泉　Ｂ型肝炎は乳幼児期にウイルス感染し、肝臓の細胞の奥の奥まで入ってしまい、しかもＤＮＡにしっかりと食い込んでしまいます。だからＢ型肝炎ＤＮＡをすべて取り除くという薬はまだできていません。現在は核酸アナログ製剤、それから免疫を活性化させてウイルスを取り除くインターフェロンで一部の人が治るというところまできています。Ｃ型肝炎の場合は飲み薬で九割の方が治るという段階にまで至っていますが、Ｂ型肝炎ではまだそこまでは到達していません。

Ｃ型肝炎に感染する経路は輸血などが主で、成人になってから感染するケースが多いのですが、Ｂ型肝炎の場合は〇歳から三歳頃までに感染するので、いわば二〇年、感染している時期が長いといえます。したがってウイルスを完全に排除するのは難しいのです。

■肝硬変や肝臓がんに進行させないために

――肝硬変や肝臓がんに進行してしまう方もいらっしゃいます。その原因は何でしょうか。

泉　なぜ進行するのか、そこはまだ判明していません。慢性肝炎で治療を始めてから病気が進行する方はきわめて稀です。しかし、自覚症状がないために、三〇代あるいは五〇代になって感染を知った場合は、すでに肝硬変や肝臓がんにまで進行してしまっていることがあります。

できるだけ早い時期に、肝炎ウイルスに感染していないか、一生に一回は早期に検査を受けておくことをお勧めします。

――自覚症状がないのはなぜですか。

泉　肝臓が非常に丈夫な臓器だからです。肝臓は、細胞が七割壊れて初めて自覚症状が出ます。それまでは痛みなどの自覚症状はありません。

しかし、二〇年、三〇年という長年にわたる慢性肝炎によって細胞の再生を繰り返していると、傷ついた部分に線維というコラーゲンが出てきます。その線維の集まった部分が肝硬変になるのです。慢性肝炎が長く続くことで肝臓が硬くなり、そこからさらに肝臓がんへと進んでいくのですが、その段階でも自覚症状はまだ出てきません。ですから会社や自治体の定期健診を受けて肝臓の状態をチェックしていただくことが何より重要です。

会社などでの一般的な健康診断では、肝機能は調べても、B型肝炎やC型肝炎のウイルスに感染しているかどうかまでは調べません。個人情報の問題もあって会社での検査に取り入れるのは難しいのが実際です。そこで、市区町村で行なっている無料のウイルス検査をぜひ受けてほしいと思います。

先ほども言いましたが、大人になってからB型肝炎やC型肝炎に感染するリスクはきわめて低いので、一生に一度の健診を受けて感染していないことを確認すれば、そこから先は基本的に感染のリスクを心配することはありません。医師のように医療行為を行なう人は感染リスクがありますが、普通の生活をしている方が新たに感染することはないのです。ですから、一生に一度の健診を受けていただくことをお勧めしています。

■進行した場合でもさまざまな治療法

――肝臓がんと肝硬変の治療はどのようなものですか。

泉　日本では四〇代、五〇代という働き盛りの方に、検査を受ける機会がないまま肝硬変や肝臓がんが分かるケースが多く見られます。症状が進んだ状態だと水が溜まったり、黄疸が出たり、食道静脈瘤などのように大量に出血をしたりします。肝性脳症になると頭の働きが鈍くなって意識が遠くなるという症状にまで進んでしまいます。

核酸アナログ製剤は、肝硬変にもよく効きます。ですからその薬をしっかりと服用すれば肝機能が改善していく場合が多く、少なくとも症状が進まないようにすることはできます。ウイルスさえ抑えてしまえば病気の進行を止めることができるのです。

B型肝炎で肝臓がんにまでなってしまうケースは、主として肝硬変に進行した場合です。慢性肝炎から肝臓がんになるケースも少数ながら見られます。五〇代から七〇代の方は、早期発見であればラジオ波の熱で焼いてしまうことが可能です。あるいは手術で取り除くこともできます。早期に発見できれば通常のがん治療ができるのです。

進行してしまった場合でも、肝動脈塞栓療法といって、がんにつながる動脈を詰めてがん細胞を〝兵糧攻め〟にするという治療ができます。少し進行した場合でも肝動脈塞栓療法は有効です。

しかし、がんが三センチ以下の早期の段階で見つかってきれいに取り除けた場合でも、その後、再発することが多いのです。術後、一年間に一〇%の確率で再発します。長年B型肝炎で傷ついた肝臓の細胞は元通りに修復することが難しいからです。いくら核酸アナログを飲んでウイルスの増殖を抑えても、がんができてきてしまうのです。そこがB型肝炎の怖い点です。自覚症状がない早い段階での発見が大事なので、三カ月ごとの定期健診を受けることをすすめています。

――早期であれば対処が可能だということですね。

泉　はい。三センチ以下で見つかれば、手術でもラジオ波でも、がん細胞をすべて取り除くことが可能です。

切除術は患部を切って、がんのある部分を、周囲も含めて取ってしまうという治療方法です。肝臓のがん細胞を完全に取り除けます。技術が進んでおり、安全に手術が行なえます。入院期間も二、三週間で済みます。

ラジオ波は、超音波で見えたがんに細い針を刺し、がん細胞に当たったところで電気を通します。がんの部分にだけ電気を通し、がん細胞を焼いて死滅させてしまいます。一回の手術は三〇分から一時間ほどで、局所麻酔でどこに針を刺したのか分からないほどの跡しか残りません。入院期間も一週間ほどで、体への負担も非常に少なく済みます。

がんが三センチ以上になってしまったり、がんの数が四個以上になっていたりした場合には、肝動脈塞栓療法を用います。肝臓は、小腸から栄養を集めて肝臓に流れてくる門脈と、動脈の二本で栄養や酸素をもらっているのですが、そのうちがんが栄養をもらうのは動脈だけなのです。そこで、動脈にカテーテルを入れ、ゼラチンスポンジを入れて血管を詰めてしまうのです。そうするとがん細胞が〝兵糧攻め〟にあった格好になり、栄養が届かなくなって、がん細胞が死んでしまうのです。がん以外の部分へのダメージが少ないのがこの療法の特徴です。日本人が考えた非常に素晴らしい治療法で、広く世界で行なわれるようになりました。

がんがかなり進行してしまっている場合は、動脈の中に抗がん剤を入れ、がん細胞を殺す治療を行ないます。不幸なことに、がんが肺や骨に転移している場合には、分子標的薬という飲み薬があります。

――専門の医師はより適切な方法を見分けるのですね。

泉　医師にはそれぞれ得意な分野がありますので、自分のところで処置できない場合には、他の病院を紹介することもあります。これも治療の上で大事なポイントです。

以前は肝炎と肝臓がんとで、別々の医者が診(み)ることが多かったのですが、そうなると、がんに進行したところで主治医が変わってしまいます。しかし、B型肝炎は手術後も再発の可能性が残っているので、継続的にウイルスを抑える治療を続けながら、がんが再発をしないかを診ていく必要があります。内科と外科の〝連係プレー〟が非常に大事です。

私たちの病院では、トータルにマネジメントできる医師になるように教育をしています。がん診療も肝硬変の診療もウイルスを抑える診療も、最新の知見を用いて確実に実施できるように教えています。

■全都道府県に肝炎治療の拠点病院

――そうした治療はどこでも受けられるのですか。

泉　日本全国どこでもそうした治療を受けられるようになることが必要ですが、現在はまだ、地方では大学病院でないとそうした治療ができない場合もあります。ですから医療連携が大事です。普段のケアは身近な医療機関で行ないながら、がんが進行してしまっていた場合などに大学病院や地域中核病院で適切な治療を受けることが必要です。そして普段の生活に戻った時には再び開業医のもとでＢ型肝炎の内科的治療に戻るといった分担がいいと思います。それぞれが連携しあって、患者さんにとってベストな医療を提供できる体制を作ることが大事でしょう。

国のシステムとしては、肝疾患連携拠点病院を全都道府県で指定するようにしています。拠点病院では、最先端の医療を行ないながら、健診を促す市民向けの広報活動などを行なっています。厚生労働省には研究班も複数でき、適切な医療をどう構築するかを提言し、政策に反映させるなどしています。

――体制が充実してくると、患者さんにとっても心強いと思います。

泉　とくに重要なことは、患者さんが困ってしまって途方に暮れるということがないように、相談できる窓口をたくさん作ることです。

予防と早期発見と早期治療、さらに進行した場合の治療を、それぞれの都道府県の拠点病院が中心になって、最適な医療を行なえる体制を構築してもらうのです。そのために国が拠点病院を作り、適切な医療を普及しています。

現在、四七都道府県すべてに拠点病院があります。しかし、まだ取り組み方には多少の温度差があって、専門医の数が非常に多い県と少ない県があります。すべての都道府県で完全な水準で整備することはなかなか難しいのですが、なるべく差が出ないように努めています。

■新たなタイプのB型肝炎も

――子どもたちにB型肝炎ワクチンを接種する意味はあるのですか。

泉　これまで、日本ではB型肝炎のタイプがAからHまであることがわかってきました。日本ではB型とC型が多く、このタイプの特徴は母子感染が多いということです。そこで、対策として一九八六年から母子感染予防対策を行なってきました。その結果、キャリアはゼロになったのです。この対策は大成功でした。

ところが、一九九〇年代の後半からタイプAというアメリカやヨーロッパ型の肝炎ウイルスが日本に入ってきました。それが若者を中心に感染を拡大しています。タイプAは大人になってから感染し、キャリアになってしまいます。ですから従来日本にあったタイプとは異なり、母子感染を防げばいいというだけでは不十分です。そこで、欧米のように全国民に対してB型肝炎のワクチンを打ち、新種の肝炎にも感染しないようにする対策を行なった方がいいという議論になっているのです。

日本で駆逐できたと思っていたB型肝炎が、予想もできなかった海外種の肝炎ウイルスが入ってきたことによって状況が変わってしまったのです。タイプAは若者の性交渉によって感染するウイルスですが、すでにヨーロッパやアメリカでは慢性肝炎の段階にまで進行してしまっています。日本でもそれに対処するための対策を早急にとっているという現状です。

■完治をめざして

――これからウイルス性肝炎の治療はどのような形を目指しているのですか。

泉　C型肝炎は完治することができるようになりました。しかし、長く感染している方はウイルスが消えた後もがんを発症するリスクが高く、完治しても安心せずに定期健診を受けていただくことが大事です。

B型肝炎は残念ながらすべてのウイルスを完全に取り除くという段階にまでは達していません。しかし、薬でウイルスを完全に抑える治療はできるようになっています。また、そのための医療費も助成されます。現時点ではウイルスを抑えて病気が進まないようにしていただくことが非常に大事です。

繰り返しになりますが、自分が感染していることを知らない人がまだまだいるので、ぜひ健診を受けていただきたい。市区町村では四〇代で検診を受けてもらう地域が多いので、通知が来たら必ず検診を受けてほしいと思います。

――B型肝炎についても、完治に向けての治療や薬剤の研究が進められているのですね。

泉　そうです。C型肝炎と同じように、B型肝炎ウイルスを完全に消してくれるような治療薬の完成をめざして、世界中で研究が行なわれています。DNAまで入り込むB型肝炎ウイルスを根こそぎ排除する薬を開発することは非常に難しいのですが、不可能ではないはずです。

――ありがとうございました。

（二〇一五年七月九日インタビュー）

◆全国B型肝炎訴訟弁護団　各地の相談窓口

	事務所名等		連絡先
北海道弁護団	全国B型肝炎訴訟北海道弁護団事務局	住所 電話番号 FAX番号	060-0061 札幌市中央区南1条西12丁目 酒井ビル3F 011-231-1941 (平日10：00～12：00，13：00～17：00) 011-231-1942
東北弁護団	B型肝炎被害対策東北弁護団 (小野寺友宏法律事務所)	住所 電話番号 FAX番号	980-0811 仙台市青葉区一番町1-17-24 高裁前ビル2階 フリーダイヤル：0120-76-0152 有料：022-796-0152 (どちらも平日10：00～14：00) 022-261-7279
新潟弁護団	B型肝炎訴訟新潟弁護団	住所 電話番号 FAX番号	951-8062 新潟市中央区西堀前通一番町703番地 西堀一番町ビル601 025-223-1130(平日9：00～17：00) 025-378-1662
東京弁護団	全国B型肝炎訴訟東京弁護団 (東京法律事務所)	住所 電話番号 FAX番号	160-0004 東京都新宿区四谷1-4　四谷駅前ビル 03-3352-7333 (平日10：00～12：00，13：00～17：00) 03-3355-0611 (平日10：00～12：00，13：00～19：00) 03-3357-5742
北陸弁護団	全国B型肝炎訴訟北陸弁護団事務局 (金沢合同法律事務所)	住所 電話番号 FAX番号	920-0931 石川県金沢市兼六元町9番40号 076-221-4111(平日9：30～17：30) 076-221-4994
静岡弁護団	ライトハウス法律事務所	住所 電話番号 FAX番号	420-0031 静岡市葵区呉服町1-1-14 呉服町圭田ビル3階 054-205-0577 054-205-0580
名古屋弁護団	あゆみ法律事務所	住所 電話番号 FAX番号	460-0002 名古屋市中区丸の内3-8-10 ISH丸の内ビル3E あゆみ法律事務所 052-961-0788(平日10：00～17：00) 052-253-6869
大阪弁護団	全国B型肝炎訴訟大阪弁護団事務室	住所 電話番号 FAX番号	556-0011 大阪市浪速区難波中1丁目10番4号 南海野村ビル5階 06-6647-0300(平日10：00～17：00) 06-6647-0302
広島弁護団	全国B型肝炎訴訟広島弁護団事務局	住所 電話番号 FAX番号	730-0011 広島市中区基町1番20号オプリビル4階 我妻法律事務所内 082-223-6589 082-223-4650
山陰弁護団	全国B型肝炎訴訟山陰弁護団事務局	住所 電話番号 FAX番号	683-0067 鳥取県米子市東町410 高橋敬幸法律事務所内 0859-30-2002 0859-34-4231
九州弁護団	全国B型肝炎訴訟九州弁護団	住所 電話番号 FAX番号	819-0002 福岡市西区姪の浜4丁目8番2号 えきマチ1丁目ビル 姪浜法律事務所内 092-894-1781 092-894-1782

奥泉尚洋

1954年，北海道生まれ．北海道大学法学部卒業．1989年弁護士登録，公園通り法律事務所所属．弁護士登録時からB型肝炎訴訟先行訴訟弁護団に所属し，現在，全国B型肝炎訴訟弁護団事務局長．

久野華代

1983年生まれ．2006年毎日新聞社に入社し，北海道報道部，科学環境部などを経て，パリ支局長．

B型肝炎
―なぜここまで拡がったのか

岩波ブックレット 936

2015年9月8日　第1刷発行
2021年2月15日　第6刷発行

著　者　奥泉尚洋（おくいずみたかひろ）　久野華代（くのはなよ）

発行者　岡本　厚

発行所　株式会社　岩波書店
〒101-8002 東京都千代田区一ツ橋2-5-5
電話案内 03-5210-4000　営業部 03-5210-4111
https://www.iwanami.co.jp/booklet/

印刷・製本　法令印刷

ISBN 978-4-00-270936-9　　Printed in Japan